ÉTABLISSEMENT HYDROTHÉRAPIQUE

DE

BELLEVUE

(SEINE-ET-OISE.)

REVUE CLINIQUE

DE

L'HYDROTHÉRAPIE

EN HIVER

Par le Docteur **LEROY-DUPRÉ**

Médecin en chef de l'Établissement.

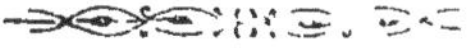

PARIS

J.-B. BAILLIÈRE ET FILS, LIBRAIRES.

1875

DE L'HYDROTHÉRAPIE
EN HIVER

Par le Docteur **Leroy-Dupré,** médecin en chef de l'établissement hydrothérapique de Bellevue, (Seine-et-Oise).

Prendre des douches froides en plein hiver! Recevoir sur toute la surface du corps des torrents d'eau qui paraît glacée. Voilà qui est horrible, épouvantable, meurtrier! Telle est l'opinion de quelques médecins, et d'un grand nombre de personnes... qui ne savent point quelle est l'impression causée par une douche, et surtout quels en sont les résultats. S'ils voulaient se soumettre à cette terrible épreuve, ils seraient bien surpris de constater *in animâ...* que l'eau froide bien administrée, est un excellent moyen de calorification; Ils pourraient même s'assurer que l'hydrothérapie soulage souvent, et parfois, qu'elle aide le malade à guérir.

A ce titre, elle aurait peut-être un peu le droit de faire partie de la *Thérapeutique*, cette branche de la médecine, qui, malgré son nom, au dire de quelques praticiens d'humeur chagrine, guérit si rarement, et si peu.

De ce petit préambule, découle nécessairement cette question : le traitement hydrothérapique peut donc être suivi en hiver avec avantage? — Assurément, puisque dans la généralité des cas, il est plus efficace qu'en été.

Cette assertion exige quelques développements.

Nous nous proposons d'examiner dans ce rapide travail :

1° Pourquoi la saison froide est presque toujours préférable aux chaudes journées de l'été quand on doit suivre un traitement hydrothérapique.

2° Pour quel motif les malades soutenus par leur médecin, ne veulent-ils généralement pas suivre ce traitement pendant l'hiver,

3° Quelles sont les maladies qu'il faut de préférence traiter durant cette saison rigoureuse ?

4° Enfin dans quelles circonstances doit-on s'abstenir?

Nous terminerons par un certain nombre d'observations relatant la guérison de maladies longues et rebelles à tous les traitements et qui ont cédé à une cure d'hiver.

§ 1.

Pourquoi le traitement hydrothérapique est-il plus énergique en *hiver* qu'*en été,* et doit-il être généralement préféré ?

Un très-grand nombre de malades viennent pendant le cours de l'été, demander à l'hydrothérapie la guérison qu'ils ont vainement espérée des préparations pharmaceutiques. Ils sont convaincus que les applications d'eau froide ont une efficacité plus grande lorsque la température extérieure s'élève de 20 à 30 degrés centigrades. C'est une erreur.

Macérée par la transpiration insensible, ou par les sueurs qui la baignent jour et nuit, pendant les quatre mois de la saison chaude, la peau perd certainement une partie de sa vitalité. L'eau froide agit relativement peu sur elle, et c'est avec peine que des frictions énergiques y appellent une réaction franche et durable. D'ailleurs quoi qu'on fasse, la température de l'eau est presque toujours moins froide en été qu'en hiver et par conséquent moins efficace.

Pour vérifier notre assertion, qu'on observe le même sujet recevant au mois de juillet et au mois de janvier, deux douches semblables, à 10 degrés centigrades, d'une égale durée. Si c'est au mois de juillet, la peau rougira peu ou point sous l'influence de la douche. Si au contraire c'est pendant l'hiver, l'enveloppe cutanée présentera sur toute sa surface une couleur d'un rose vif qui rappellera celle d'une scarlatine intense. C'est l'indice certain d'une bonne réaction. Le premier contact de l'eau froide est sans doute un peu pénible, mais cet inconvénient est largement compensé par la sensation de vigueur générale, et de bien-être complet éprouvés par le malade. La douche d'été au contraire ne fait ressentir que faiblement les deux effets que nous venons d'indiquer.

En été le malade prend sa douche comme une véritable partie de plaisir. Elle le débarrasse du poids du jour et de la chaleur ; elle le rafraîchit. Pour beaucoup de malades ce n'est point assez.

Est-ce à dire que l'hydrothérapie pratiquée pendant les chaudes journées de l'été n'ait point d'action ? Loin de nous une pareille opinion ; car on observe chaque année une foule de malades qui abandonnent l'Etablissement de Bellevue, vers les premiers jours de l'automne, entièrement guéris.

Ce n'est point à propos d'eux que nous rédigeons notre travail. Atteints depuis peu de temps d'une maladie légère, ils n'ont point eu besoin d'une médication énergique pour guérir. Mais il en est d'autres, en grand nombre aussi, atteints de maladies de longue date, et d'une certaine gravité. La cure d'été leur a fait du bien, et leur a procuré une amélioration réelle dont ils ont conscience ; elle ne les a point guéris.

Que va-t-il arriver ? Les uns, remplis d'espoir et d'énergie veulent guérir à tout prix et se résignent à passer l'hiver, tout l'hiver s'il le faut, pour se débarrasser d'une maladie qui fait depuis longtemps leur supplice. Ils restent, et guérissent. Les autres manquent de courage, s'en vont, et remettent au printemps suivant la reprise de leur traitement.

Lorsqu'il s'agit d'une dyspepsie simple, d'une congestion du foie ordinaire, d'un état nerveux sans complications, le sujet en est quitte pour voir son mal augmenter un peu, en attendant une cure hydrothérapique.

Malheureusement, il n'en est pas toujours ainsi. L'amélioration obtenue par le traitement hydrothérapique disparaît peu à peu, et la maladie reprenant sa marche pendant les quatre ou cinq mois d'hiver, finit par accuser des symptômes plus ou moins graves.

Beaucoup de maladies, en effet, sont causées à leur début par de simples troubles circulatoires dont la médication hydrothérapique révulsive a généralement raison. Plus tard, les tissus se modifient; et si l'art n'intervient point avec une énergie longtemps soutenue, on voit naître et se développer des désordres irrémédiables.

C'est ainsi que des maladies qu'il eût été relativement facile de guérir, exigent ensuite de longs mois, et quelquefois plusieurs années, pour arriver à une résolution complète.

S'il est nécessaire d'appliquer le traitement hydrothérapique pendant la saison froide aux sujets atteints de maladies peu graves, afin de les préserver de toute éventualité fâcheuse pour l'avenir, la médication devient indispensable aux autres.

Il nous arrive souvent d'avoir à traiter des ataxiques. Bien que cette maladie ait une marche presque toujours fatale, il n'en est pas moins vrai que l'hydrothérapie appliquée dès le début avec énergie et régularité, et continuée longtemps, arrête ou diminue l'évolution du processus morbide.

Parmi le nombre assez considérable de sujets atteints de cette sclérose redoutable, nous avons observé que ceux qui étaient persévérants se maintenaient dans un état de santé relative. Ceux, au contraire, qui découragés dès le début, cessaient le traitement hydrothérapique, ne tardaient pas à voir les symptômes s'aggraver d'une façon alarmante.

Nous nous croyons donc en droit de conclure de ce qui précède, que l'hydrothérapie plus active en hiver qu'en été, doit être appliquée aux malades dans la grande majorité des cas. Nous examinerons dans quelles circonstances il faut la conseiller ou s'abstenir.

§ 2.

Pour quel motif les malades ne veulent-ils généralement pas suivre un traitement hydrothérapique en hiver?

Ils sont persuadés que ce traitement est une véritable torture. L'idée seule de recevoir de l'eau froide sur toute la surface du corps les fait frissonner. D'ailleurs, on ne leur persuadera jamais qu'on puisse avoir la peau chaude, les membres souples et l'esprit dispos, lorsqu'on vient de recevoir une douche en pluie et une douche en jet, à la température de 8 à 10 degrés centigrades, et que, pour augmenter ce bien-être physique et moral, il faut faire à pied, par un temps d'hiver, une promenade de deux kilomètres.

Et pourtant, c'est pendant la saison rigoureuse qu'à l'origine de l'hydrothérapie empirique, Priessnitz a obtenu ses plus beaux succès. Aussi préférait-il l'hiver à l'été. Cependant, l'Etablissement du paysan de Grœfenberg ne brillait point par le confortable (1). Voici ce qu'en dit Schedel :

« Au milieu d'un bois de sapins, planté sur la monta-
« gne, au-dessus et à un quart de lieu de Grœfenberg,
« sont des baraques en planches formant des espèces de
« chambres, dans lesquelles on se déshabille; dans une
« pièce attenante tombe la douche, amenée par des conduits
« en bois. L'une de ces baraques, celle qui est exclusive-
« ment destinée aux femmes, est ouverte par le haut; c'est-
« là, quelque temps qu'il fasse, en été comme en hiver;
« que les femmes les plus délicates s'exposent, le corps
« complétement nu, à l'action de la douche. »

L'hydrothérapie rationnelle et scientifique créée à Bellevue par L. Fleury a obtenu comme l'hydrotherapie empirique, et mieux qu'elle, d'excellents résultats pendant la

(1) Voir la notice biographique que nous avons publiée dans la biographie universelle de Michaud, première et seconde édition; article Priessnitz.

saison d'hiver. Mais, plus éclairée que l'hydrothérapie empirique, elle éloigne toutes les causes qui pourraient diminuer l'efficacité de la médication.

Et d'abord, en ce qui concerne la partie matérielle du traitement, et l'aménagement de toutes choses, quelles différences! A Bellevue les cabinets où les malades se déshabillent, et les salles où ils reçoivent leurs douches sont chauffées du matin au soir, et l'on ne peut dans aucun cas, soit avant, soit après l'opération, éprouver le moindre refroidissement.

Les douches sont généralement très-courtes, de quelques secondes à un quart de minute. Bien plus, les enfants, certains malades,et ceux qui ont une extrême répugnance pour l'eau froide, commencent leur traitement par des lotions à 20 ou 25 degrés, à moins qu'on ne juge préférable de leur donner la douche alternativement chaude et froide.

Mais après quelques jours, les malades supportent la douche froide dont ils se trouvent toujours bien, et qu'il est d'ailleurs facile de modifier. Enfin on ne saurait trop le dire, à Bellevue ce sont les médecins qui appliquent directement le traitement aux hommes en leur donnant eux-mêmes les douches.

Il y a donc lieu d'affirmer que toutes causes de danger se trouvent ainsi éloignées. C'est en vain qu'on objectera que la température extérieure étant plus froide, on est par cela même plus exposé à manquer sa réaction.

Une douche prise dans les conditions que nous venons d'indiquer, et suivie d'un exercice soutenu, procurera toujours une bonne réaction aux malades. Dans certains cas exceptionnels, ceux-ci sont placés sur un lit, dans un cabinet chauffé attenant aux salles de douches, et peuvent faire là leur réaction. Tels sont les paralytiques. Les autres munis de bons vêtements, puiseront chaque jour dans l'exercice répété après chaque douche, un appétit qui réparera leurs forces, et les aidera singulièrement à avoir raison de leur mal.

§ 3.

Quelles sont les maladies qu'il est préférable de traiter pendant l'hiver. Elles sont nombreuses. Toutes les névroses, particulièrement l'hypochondrie, et l'hystérie. Toutes les névralgies; les maladies du tube digestif, les congestions du foie et de la rate, de l'utérus; l'aménorrhée, la ménorrhagie, les fièvres paludéennes, les anémies, les cachexies, le lymphatisme surtout chez les enfants, la chlorose, le diabète, la goutte, la gravelle, les pertes séminales, les contractures, les hydarthroses, les inflammations chroniques des articulations, etc. Il est bien entendu qu'il existe dans la plupart de ces maladies certaines conditions particulières, qui exigent la suspension, ou même l'abstention de l'hydrothérapie. C'est surtout dans le traitement des névroses que l'eau plus ou moins froide donnera des résultats inespérés, à la condition toutefois que le médecin dosera non-seulement la durée de l'application hydrothérapique, mais surtout sa température. Il devra se souvenir qu'en raison même de la rigueur de la saison, il doit éviter d'épuiser le système nerveux de ses malades en employant l'eau à une température trop basse, et trop longtemps. Nous n'avons pas à traiter ici spécialement des indications de l'hydrothérapie, et nous renvoyons nos lecteurs pour plus amples renseignements à l'un de nos derniers travaux sur la matière (1). Disons seulement que la plupart des névrosés peuvent fort bien supporter les douches, très-courtes il est vrai, d'une température de 6 à 10 degrés centigrades, et cela au cœur même d'un hiver rigoureux.

Nous avons longtemps soigné une malade atteinte de rétroversion utérine compliquée de dyspepsie, d'anémie, et d'un état nerveux intense, caractérisé surtout par des étouffements et des battements aortiques dans la cavité ab-

(1) Des indications et des contre-indications de l'hydrothérapie, Brochure in-8, 1875 chez Baillière,

dominale simulant une tumeur anévrysmale, etc. Cette dame venait chaque année à l'Etablissement hydrothérapique de Bellevue, au commencement de l'été. L'action du traitement lui était tellement favorable, qu'une guérison définitive semblait chaque fois presque certaine, lorsqu'arrivaient les premiers jours de l'automne. C'est alors qu'elle quittait Bellevue, très persuadée que les restes de sa maladie allaient se dissiper chez elle. Mais, bien au contraire, elle perdait peu à peu durant l'hiver tout le bénéfice du traitement obtenu pendant les chaudes journées de la belle saison. Elle revenait donc l'année suivante pour recommencer de nouveau le traitement hydrothérapique, et lui demander une guérison qu'il eût été si facile d'obtenir en faisant une cure d'hiver.

Pendant trois années, cette malade revint ainsi à Bellevue, qu'elle quittait toujours avec l'intime persuasion qu'elle allait guérir tout-à-fait, en raison de la grande amélioration obtenue pendant la rude saison qui suit les jours d'automne.

Elle se décida enfin à continuer le traitement pour obtenir une guérison définitive. Elle prit bravement ses douches froides durant un hiver exceptionnellement rigoureux, car nous vîmes le thermomètre tomber à 23 degrés centigrades au-dessous de zéro. La malade guérit cette fois tout-à-fait.

§ IV. *Quelles sont les maladies qu'il ne faut point traiter en hiver ?*

Les contre-indications sont absolues ou relatives. On ne devra pas prescrire une cure d'hiver aux malades ayant une lésion organique du cœur, ou des gros vaisseaux.

On en agira de même pour les malades atteints de bronchite chronique opiniâtre, surtout s'ils ont été affectés de pleurésie, de pneumonie, ou des tubercules pulmonaires. On admettra que pour tous ces malades l'exercice même à bons pas, dehors par un temps froid et humide, pourrait avoir des inconvénients. Il vaut donc mieux s'abstenir, bien qu'on puisse diminuer les risques en faisant promener les malades dans une longue galerie chauffée, et à l'abri du contact extérieur de l'air.

Nous préférons également attendre le printemps pour faire prendre des douches aux sujets menacés de congestions cérébrales chroniques, et susceptibles d'être impressionnés tout à la fois, et par l'air extérieur s'ils font leur réaction dehors, et par la température intérieure s'ils prennent de l'exercice dans les parties couvertes et chauffées de l'Etablissement. Lorsque la congestion encéphalique est la conséquence d'une tumeur cérébrale seule, et non l'indice d'une altération granulo-graisseuse des vaisseaux, nous n'hésitons pas à faire commencer le traitement hydrothérapique par l'eau froide, en hiver. Nous n'avons eu qu'à nous en louer.

Un de nos malades, entre autres, atteint d'une tumeur de la base du crâne, avec hémiplégie, contracture, embarras de la langue, etc., a suivi pendant longtemps avec succès le traitement par les douches froides en jet, administrées de la ceinture aux extrémités inférieures. En hiver, pendant les jours de pluie, de neige, de glace fondante, il n'hésita jamais à prendre ses douches. L'amélioration a toujours été en progressant, et sans jamais rétrograder.

Il a obtenu ainsi non une guérison absolue, mais suffisante néanmoins pour vaquer à ses affaires.

La maladie a été absolument enrayée, et ce courageux malade pourra vivre de longues années.

On conseillera l'abstention aux sujets ayant eu une hémorrhagie cérébrale. Il est de règle, en tout temps, de ne point donner de douches aux hémiplégiques avant que la cicatrisation du tisssu cérébral soit accomplie, et pour plus de sûreté, on attend au moins une année. Nous estimons que, même dans ces dernières conditions, il est préférable de remettre le traitement hydrothérapique au retour de la belle saison. Peut-on faire commencer le traitement hydrothérapique en hiver aux sujets atteints de congestion chronique des reins, et d'inflammation vésicale ? Ici les contre-indications sont relatives. Si l'on a affaire à un sujet vigoureux se présentant dans de bonnes conditions générales, et n'ayant que des maladies locales sans gravité, nous croyons que l'on peut appliquer le traitement avec avantage.

Mais si le sujet est épuisé, déjà d'un certain âge, il vaut mieux différer le traitement.

On s'abstiendra généralement de faire commencer le traitement hydrothérapique en hiver aux rhumatisans, surtout lorsqu'il s'agit d'un malade affecté de rhumatisme noueux; mais cette contre-indication n'est pas absolue. S'ils ont commencé la médication en été, peut-être pourra-t-on continuer pendant l'hiver. Nous l'avons essayé sans obtenir, dans certains cas, la plus petite amélioration.

§ V. *Observations.* — *Névralgies.*

1· Nous croyons ne pouvoir mieux commencer ce paragraphe qu'en donnant le résumé très succinct d'une observation de névralgie faciale des plus tenaces, et des plus douloureuses traitée et guérie par Louis Fleury en hiver, à l'Etablissement hydrothérapique de Bellevue.

Névralgie faciale d'une violence extrême. — Six années de durée. — Résistance à tous les moyens usuels. — Guérison obtenue en trois mois par l'hydrothérapie.

Il s'agit d'une sœur âgée de 56 ans, qui, sujette toute sa vie à des troubles gastriques, éprouva de 24 à 40 la sensation d'un poids à la partie antérieure de la poitrine avec une respiration pénible, et parfois de l'essoufflement. Vers 40 ans ces phénomènes furent remplacés par une sensation de congestion vers la tête et le cœur; palpitations. En 1849 douleur lancinante à la tempe droite, si soudaine, si aiguë, si déchirante, que la malade se met à courir dans le jardin de sa communauté comme pour échapper à la violence de son mal. Cette douleur cesse, et revient au bout de quelques minutes, pour disparaître, et revenir encore à de courts intervalles, pendant deux années, en suivant les différents rameaux de la cinquième paire.

Après deux années, la douleur devint continue. Les mouvements de la tête, des bras, du tronc, le moindre froid exaspéraient les douleurs. La mastication, et même le passage de l'air dans la bouche déterminant des douleurs intolérables, la malade cessa presqu'entièrement de manger et ne parla plus. D'ailleurs la gastralgie, les renvois nidoreux, avaient augmenté. Cet état de souffrance inoui a duré plus de six années.

Les médications les plus énergiques et les plus rationnelles furent employées sans succès. La sœur X... vint à l'Etablissement hydrothérapique de Bellevue le 2 déc. 1855.

Le traitement commença le lendemain. Il a consisté le matin en une sudation en étuve sèche, suivie d'une douche froide en pluie et en jet généralisées. Dans l'après-midi on donnait une douche froide générale. Le 20 février suivant, la malade était entièrement guérie.

Après le récit que nous venons de faire, il serait bien inutile de fournir d'autres exemples concernant l'action héroïque de l'hydrothérapie dans le traitement des névralgies. Nous allons maintenant donner le résumé très abrégé de la relation d'une névrose grave, qui exige presque toujours de longs mois, et parfois même plusieurs années pour guérir. Nous voulons parler du goître exophthalmique.

2° *Goître exophthalmique intense, traité en hiver par l'hydrothérapie.*

Melle X... arrivée le 12 septembre 1872 à Bellevue se fait remarquer par une saillie énorme des deux yeux, et une proéminence assez volumineuse de la glande thyroïde, surtout du côté droit. La mensuration du cou indique 38 centimètres et demi. Les battements du cœur s'élèvent à 140. La conversation de Mlle X... est saccadée; l'essoufflement qu'elle éprouve sans cesse, ne lui permet de marcher que lentement, et l'oblige à s'arrêter toutes les cinq minutes. L'appétit est vorace. La malade n'a plus ses règles depuis deux mois. Le traitement a consisté uniquement en douches froides de diverses formes. Après six semaines de traitement 1er novembre, la mensuration du cou indique une diminution de deux centimètres; de 140 les battements du cœur sont tombés à 115; l'appétit est normal. La malade peut marcher pendant une demi-heure. Elle a engraissé de cinq kilogr. Le 15 janvier la mensuration indique une diminution d'un centimètre. Les battements du cœur sont descendus à 106; les règles apparaissent, et fluent pendant cinq jours.

L'amélioration de la malade alla en augmentant pendant tout le cours de l'hiver. Elle put faire de longues promenades sans la moindre gêne, et retourna en Amérique pendant l'été, après avoir fait un voyage en Allemagne. Elle n'était cependant pas entièrement guérie. Nous avons reçu de ses nouvelles en février 1874; elle jouissait, nous a-t-on dit, d'une très bonne santé.

3° *Névropathie cérébro-cardiaque.*

Nous trouvons dans nos notes une observation de névropathie cérébro-cardiaque intense que nous nous proposons de publier tout au long dans la clinique d'un ouvrage commencé déjà depuis un certain nombre d'années. En voici le résumé : la malade qui fait le sujet de cette observation est une femme mariée. Elle nous fut adressée par Duchenne de Boulogne qui l'avait traitée sans succès, par l'électricité. Cet éminent praticien, eu égard aux symptômes graves que présentait Mme X... considérait celle-ci comme atteinte de sclérose des cordons antéro-latéraux. Nous ne pouvons partager cette opinion parce que cette intéressante malade a non seulement guéri d'une parésie des deux membres inférieurs, dont, entre autres phénomènes morbides, elle était atteinte, mais parcequ'elle a présenté vers la fin de son traitement une manière d'être inverse de sa situation première : à la parésie des membres avait succédé un besoin presque irrésistible de se mouvoir, besoin qui ne pouvait être satisfait que par des promenades réitérées. Quoi qu'il en soit, voici ce que nous avons noté :

Hystérie héréditaire. Mariage, cinq enfants. Après chaque accouchement accidents nerveux de plus en plus pénibles : Douleur autour du col du fémur et le long du nerf sciatique, rachialgie, étouffements, tremblements du tronc, et des deux membres inférieurs, incoordination des mouvements, parésie des membres abdominaux; mouvements choréiques qui font tomber la malade dès qu'elle veut marcher sans béquilles. Plus tard diplopie, douleurs fulgurantes; oppression cardiaque. La malade arrive à l'Etablissement de Bellevue en mai 1872.

Le traitement suivi en été, procura du soulagement à Mme X... mais voilà tout. En effet, nous notons qu'elle éprouva pendant le mois de mai de vives douleurs dans toutes les régions du corps, des convulsions toniques, une hyperesthésie générale.

En juin, malaises inexprimables qui obligent la malade à rester dans un repos absolu, les yeux fermés. Mâchoires contractées, douleur vive partant du petit doigt gauche, et remontant le long du bras jusqu'au cœur qui est le siége d'une sensation d'angoisse fort pénible; hyperesthésie du sens de l'ouïe et de la surface cutanée à un tel degré, qu'on ne peut toucher ni remuer Madame X... sans la faire souffrir. Parfois, une secousse spasmodique fait brusquement sauter la malade sur le siége où elle est assise, etc., etc.

Pendant les mois suivants, la situation de cette dame s'était réellement améliorée, mais elle était loin d'être guérie.

Effectivement, à la date du 1er octobre, nous trouvons les phénomènes suivants indiqués dans la relation de cette affection nerveuse :

Crise d'une violence extrême; cécité passagère; impossibilité de tenir la tête droite; convulsions toniques; palpitations très-violentes; étouffements; hyperesthésie générale tellement vive, que la malade ne peut supporter le contact de ses vêtements, et qu'il faut la déshabiller.

Comme on le voit par cet exposé rapide, Mme X... avait besoin d'un traitement énergique. Afin d'obtenir une guérison qu'elle pressentait mais qu'elle ne pouvait atteindre, il fallait accepter courageusement le traitement hydrothérapique durant tout l'hiver. Elle n'hésita point. Aussi en fut-elle récompensée par une amélioration tellement prononcée au mois de mars de l'année suivante, qu'elle considérait sa santé comme revenue à l'état normal.

Grâce à un traitement suivi pendant 17 mois, cette malade a recouvré l'usage de ses jambes, une santé complète et continue, excepté pendant l'époque de ses règles où elle éprouvait des crises légères.

Selon toute probabilité, ces petits troubles nerveux auraient eux-mêmes disparu, si Mme X..., abusant de ses forces, ne se fût occupée avec une grande activité de la gestion d'une maison considérable. Ces fatigues réitérées, et surtout la mort subite d'un parent, arrivée d'une façon dramatique, jetèrent la malade dans un état de surexcitation très-pénible : cauchemars, palpitations, besoin de se mouvoir tellement impérieux qu'il était impossible à Mme X... de rester en place. Elle avait la conviction qu'elle allait devenir folle.

Dans ces tristes conditions de santé, la malade n'hésita point à avoir de nouveau recours à l'hydrothérapie, bien qu'on fût au cœur de l'hiver, et revint à l'établissement de Bellevue le 19 janvier 1874.

Elle y suivit de nouveau un traitement hydrothérapique approprié à son état, et quitta l'Etablissement le 25 mars 1875 dans un état de santé qui jusqu'à ce jour (novembre même année), ne s'est point démenti.

Nous ne fatiguerons point l'attention du lecteur par un plus grand nombre d'observations médicales. Celles-ci nous paraissent devoir suffire, à cause de la gravité des symptômes observés chez ces malades.

DE L'EMPLOI DU STROPHANTUS

DANS LA THÉRAPEUTIQUE INFANTILE

Par le docteur **MONCORVO**

Professeur de clinique des maladies de l'enfance à la Polyclinique générale de Rio-Janeiro.

L'acquisition du strophantus constitue, pour la thérapeutique, un progrès indéniable; accueilli d'abord avec indifférence, il ne tarda pas à inspirer, tout dernièrement, la plus haute confiance aux cliniciens qui se sont livrés à de nombreuses recherches faites sur ses propriétés thérapeutiques, en Allemagne, en Angleterre, en France et en Italie.

Au milieu des discussions plus ou moins passionnées qu'on a entamées au sujet de ce médicament au sein des Sociétés savantes, il subsiste un fait sans conteste, à savoir : la grande puissance dudit médicament au titre de cardiaque et de diurétique.

Je n'ai nullement l'intention de m'occuper ici de la discussion des propriétés physiologiques de la plante en question et de celles de son alcaloïde; cela a déjà été le sujet d'un assez grand nombre de recherches publiées dans presque toutes les littératures médicales. Mon seul but est de faire connaître le résultat des recherches cliniques que j'ai faites dans le domaine de la thérapeutique infantile, relativement au *strophantus*, sous forme de *teinture alcoolique*.

J'ai été, en 1888, le premier à essayer, chez les jeunes sujets, l'emploi du strophantus, et déjà, dans un mémoire que je présentai en collaboration avec mon distingué chef de clinique, M. le docteur Cl. Ferreira à la Société de médecine de Paris (*Sur l'emploi clinique du strophantus*, Paris, 1888), je relatais en détail des observations concernant quatre enfants, dont deux de 15 mois et deux de 3 et 7 ans, chez lesquels l'administration de la teinture anglaise de cette plante, à la dose de VI à X gouttes par vingt-quatre heures, amena une amélioration notable du côté du fonctionnement du cœur et de la sécrétion rénale.

Chez trois de ces enfants cardiaques, la tonicité du cœur, sensiblement diminuée, se releva de suite; les contractions, d'abord irrégulières, reprirent leur rythme normal; le pouls se releva; enfin, la diurèse augmenta.

Chez un petit sujet de 15 mois, atteint de maladie bleue, et dont l'insuffisance cardiaque déterminait des syncopes fréquentes, l'énergie du cœur reconquise, grâce à l'emploi du strophantus, fit disparaître ce grave accident.

Ces premiers essais couronnés de succès m'encouragèrent à les continuer, et ce sont les résultats de mes nouvelles recherches thérapeutiques, pratiquées chez les enfants, sur le strophantus, qui font le sujet de cette communication.

Je me suis trouvé à même d'essayer l'emploi du strophantus dans presque toutes les périodes de l'enfance : mes plus jeunes sujets n'avaient que 15 mois; le plus âgé avait atteint sa quinzième année. Chez tous ces jeunes malades, la tolérance pour le médicament n'a rien laissé à désirer, même chez les moins avancés en âge, et, dans tous les cas, j'ai pu constater l'influence puissante du strophantus sur la force musculaire du cœur, dont il réglait en même temps le rythme. Cette action tonique sur le cœur se manifesta presque toujours très promptement et même, quelquefois, avec une énergie surprenante. La tension artérielle se releva également dans beaucoup de cas, mais sa régularisation ne laissa jamais d'être observée.

Enfin, un fait digne de remarque, c'est l'influence constante du médicament sur la sécrétion urinaire, dont le taux quotidien est monté plus ou moins vite, à quelques exceptions près.

Dans plusieurs des cas qui sont restés encore quelque temps soumis à mon observation, après l'interruption de l'emploi du strophantus, j'ai pu me rendre bien compte de la durée des effets ci-dessus indiqués, ce qui rend incontestable la supériorité du strophantus sur ses congénères, encore à ce dernier point de vue, du moins, dans l'enfance. Cette rapidité d'action, d'une part, et la parfaite innocuité du médicament, même chez les plus jeunes sujets, d'autre part, permettent de regarder le strophantus comme le médicament cardiaque par excellence de l'enfance.

Chez tous mes malades, je n'ai eu recours qu'à la teinture alcoolique au 1/20e, d'après la formule de Fraser; elle a parfaitement réussi dans tous les cas, ainsi qu'on pourra s'en convaincre à la lecture des observations qui suivent.

Je ne dirai rien de l'action du strophantus comparée à celle de la strophantine, dont je n'ai pu, jusqu'aujourd'hui, me procurer aucun échantillon. Je me crois néanmoins autorisé à affirmer que les effets thérapeutiques observés par moi chez les enfants, avec la teinture alcoolique de la plante, n'ont rien laissé à désirer jusqu'à ce jour, et qu'ils semblent à peu près identiques à ceux de la strophantine, qui n'a pas encore, que je sache, été essayée chez les enfants.

Les doses administrées ont varié de IV à XVIII gouttes, dans les vingt-quatre heures, dans une potion à prendre en trois fois.

La teinture de strophantus a été employée chez des enfants atteints de lésions mitrales avec hyposystolie accompagnée d'arythmie cardiaque, d'oligurie et de quelques-uns des phénomènes subjectifs les plus communs dans les cardiopathies de l'enfance : palpitations, oppression précordiale, essoufflement, insomnies, etc.

Chez tous ces enfants, ces symptômes subirent un amendement, parfois immédiat, et finirent par disparaître plus ou moins complètement; la force du cœur se releva; la tension artérielle augmenta et la fonction rénale s'activa sensiblement.

Les observations qui suivent serviront d'exemples et de preuves à l'appui.

Observation Ire. — Iracéma, 6 ans 1/2, née à Rio, est présentée au service du docteur Moncorvo, à la Polyclinique, le 26 novembre 1888.

Crâne rachitique. Incisives supérieures érodées en hache; adénopathies sous-maxillaire, cervicale et inguinale. Eruption papuleuse généralisée.

Il y a un an environ, après avoir éte frappée d'un refroidissement, cette fillette fut prise d'un rhumatisme articulaire aigu, intéressant particulièrement les articulations des genoux. Ces accidents ne cédèrent qu'au bout d'un mois, non sans laisser à leur suite des déterminations cardiaques se traduisant par des douleurs assez vives à la région précordiale, des essoufflements, etc.

A l'auscultation, on constate un bruit de souffle à la pointe, se propageant vers l'aisselle gauche, et occupant les deux temps de la révolution cardiaque. Dépression pleuro-costale faisant croire à l'existence d'adhérences péricardo-costales. Arythmie très notable des battements du cœur. Pouls faible, irrégulier, petit, fréquent. Essoufflement; fatigue au moindre exercice. Urines rares; 350 grammes dans les vingt-quatre heures.

Teinture anglaise de strophantus, VIII gouttes en trois doses.

Le 28 novembre. — La quantité d'urine a augmenté; une circonstance imprévue m'a empêché de déterminer exactement cette quantité, pour les vingt-quatre heures. Les battements du cœur sont mieux rythmés. Pouls, 104; T. A., 37° 6'. Accès de fièvre hier matin.

On suspend l'emploi du strophantus, et on prescrit le chlorhydrate de quinine.

Le 29. — Pas de fièvre. rythme cardiaque plus régulier. Pouls, 100. Essoufflement beaucoup moins accusé.

Teinture anglaise de strophantus, VIII gouttes en deux doses.

Le 1er décembre. — Un accident imprévu a empêché qu'on administrât, hier, la teinture de strophantus. Pouls, 96. La situation du cœur continue à s'améliorer.

Strophantus.

Le 2. — Urines, 800 grammes (une augmentation de 450 grammes à la suite du strophantus). Pouls 80, régulier.

Teinture de strophantus.

Le 3. Urines, 800 grammes. Battements cardiaques assez réguliers; bruit de souffle moins accusé. Troubles subjectifs fort amendés. Pouls, 80.

Tolérance parfaite du médicament.

Le deuxième tracé sphygmographique démontre les modifications apportées par le strophantus à la tonicité et au rythme cardiaques ainsi qu'à la tension artérielle.

On continua, pendant quelques jours, le traitement par le strophantus, et les effets ci-dessus constatés ne se démentirent pas.

Obs. II. — Le 1er juin 1889, je reçus dans mon service, à la Polyclinique, une fillette de 7 ans, atteinte de coxalgie gauche, depuis près d'un an. Sa mère est cardiaque, et son père présente des signes manifestes de tuberculose pulmonaire.

L'enfant est pâle, faible, et se trouve plus abattue depuis qu'elle est forcée de conserver l'immobilité à laquelle la condamne, depuis si longtemps, sa lésion articulaire.

A l'âge de trois ans, elle fut atteinte de coqueluche; à la suite de cette maladie, elle contracta une broncho-pneumonie qui dura plus d'un mois.

Dès cette époque, elle a été sujette à des palpitations et se fatigue beaucoup et facilement. Lorsqu'avant sa coxalgie elle marchait vite, ou courait, elle était vite essoufflée. Son père affirme que le médecin qui a soigné l'enfant, lors de son affection pulmonaire, avait remarqué de l'œdème des membres inférieurs : cette particularité le poussa a soupçonner quelque complication cardiaque qu'il semble, d'ailleurs, avoir constatée à cette époque à l'auscultation.

Quelques jours après son admission, en me livrant à l'examen du cœur de cette fillette, je fus à même de constater l'extrême faiblesse des battements du cœur : ils étaient, d'ailleurs, extrêmement arythmiques. On distinguait des faux pas du cœur, des contractions fréquentes de cet organe. Toutefois, et à cause même de la faiblesse cardiaque, on ne pouvait percevoir aucun bruit anormal. Le pouls, très petit, était extrêmement irrégulier et intermittent.

Enfin, on nous assure que, depuis longtemps déjà, l'émission de l'urine se faisait dans des proportions sensiblement médiocres.

Le 21 juin on prescrivit à la malade de la teinture anglaise de strophantus à la dose de XII gouttes, en 3 doses.

Le 22. — On peut déjà constater une sensible amélioration dans le rythme du cœur et dans sa tonicité : la quantité d'urine a, d'ailleurs, augmenté.

Strophantus à la même dose.

J'ai revu l'enfant quatre jours après, et ce ne fut pas sans quelque étonnement, agréable du reste, que je constatai l'énergie des contractions du cœur sur un rythme absolument normal.

Cette fois, enfin, nous pouvions entendre un léger bruit de souffle assez doux, systolique, et dont le siège était à la pointe du cœur. Le pouls, alors plus plein et régulier, ne présentait plus d'intermittences

La quantité d'urine, qui s'était augmentée dès le début du traitement par le strophantus, se maintenait au taux de 900 à 1000 grammes pour vingt-quatre heures.

Obs. III. — Gustave, 11 ans, né dans la province de Rio-Grande da Norte, présenté pour la première fois à la Polyclinique, service du docteur Moncorvo, le 17 décembre 1888.

Développement physique arriéré; pâleur des téguments; système musculaire peu développé. Crâne volumineux; ogive palatine déprimée; épiphyses noueuses; dents incisives supérieures érodées; microdontisme des canines supérieures aussi. Eruption pemphygoïde à la plante des pieds. Rougeole à l'âge de 7 ans.

Depuis près d'un mois, poussées de sueurs générales, accompagnées de refroidissement des extrémités et d'abattement général. Ces accidents se présentent une à deux fois par jour. Foie normal; état saburral peu accusé. Urines rares.

On prescrit le chlorhydrate de quinine à la dose de 25 centigrammes par jour et, le 25 décembre, ce garçon se trouve presque entièrement débarrassé de ses crises. Etat saburral moins accusé.

Lors de ce nouvel examen, l'enfant nous raconte que quand il hâte le pas, il devient essoufflé, que ses lèvres deviennent livides.

A l'auscultation, on perçoit un bruit de souffle systolique ayant son maximum d'intensité au foyer des bruits de la valvule tricuspide. Contractions très arythmiques et faibles. Pouls très faible et irrégulier. Urines, 600 grammes par jour.

Traitement : Teinture anglaise de strophantus (Fraser), à la dose de VIII gouttes en trois fois.

Le 20 décembre. — Urines, 690 grammes.

On répète la teinture de strophantus à la même dose.

Le 22. — Urines, 1060 grammes. Battements cardiaques plus énergiques et plus réguliers; tension artérielle plus élevée.

Teinture de strophantus, VII gouttes en 3 doses.

Le 24. — Urines, 750 grammes. L'état du cœur se maintient satisfaisant. Pouls régulier et plus fort.

On suspend l'emploi du strophantus, et on soumet l'enfant à l'emploi du sirop de Gibert.

Le 26. — Urines, 860 grammes. Le jeune malade déclare qu'il n'est plus essoufflé quand il marche vite, ni lorsqu'il court. La tension artérielle conserve un niveau satisfaisant.

Le 2 janvier 1889. — Les résultats obtenus par l'emploi du strophantus ne se sont pas démentis.

L'enfant m'a été ramené plusieurs fois à mon service pour y être soigné d'accidents palustres; mais les modifications heureuses apportées au fonctionnement du cœur par la teinture de strophantus sont restées inaltérées.

Obs. IV. — Angelica, négresse de 11 ans, amenée au service de M. le docteur Moncorvo, le 11 juin 1889.

Cette fillette est rachitique; ses incisives supérieures sont criblées de cupules ; les deux canines supérieures sont atrophiées.

Vers l'âge de deux ans, lorsque l'enfant commença à faire ses premiers pas, éruption vésico-papuleuse sur la face.

Dentition vers la fin de la première année. Actuellement, ganglions sous-maxillaires hypertrophiés; enfin, sur les joues, éruption érythémateuse.

Il y a deux ans, environ, l'enfant fut atteinte de pleuro-pneumonie assez grave, qui la débilita beaucoup. A partir de cette époque elle ne put jamais marcher un peu vite, et encore moins courir, sans se sentir de suite essoufflée. Le sommeil cessa d'être calme et suivi; l'enfant se réveillait plusieurs fois dans la nuit, se plaignant d'un point de côté dans la région précordiale. Dernièrement, d'après sa mère, elle a accusé ce point de côté, même dans la journée, en même temps que des douleurs dans les grandes articulations.

A l'auscultation, on trouve une faiblesse manifeste des battements du cœur, en même temps qu'on constate leur irrégularité. Les bruits du cœur sont assez étouffés. Aucun bruit anormal. Le ventricule droit semble un peu hypertrophié. Pouls très petit et très irrégulier. Oligurie notable; l'enfant urine à peine quelques grammes dans les vingt-quatre heures. Pas d'œdème.

Teinture anglaise de strophantus, X gouttes en trois doses.

Le 12 juin. — La force cardiaque est, évidemment, accrue. Pouls plus plein et plus fort. Urination sensiblement augmentée.

Teinture de strophantus, XII gouttes en trois doses.

Le 13. — Urines des vingt-quatre heures, 900 grammes. Les contractions cardiaques sont plus régulières.

Teinture de strophantus a la même dose.

Le 14. — Urines, 900 grammes. L'exercice ne détermine plus d'essoufflement; l'inspulsion cardiaque est bien plus énergique, en même temps que les contractions sont devenues beaucoup plus régulières.

Actuellement, on entend un bruit de souffle, en jet de vapeur, à la pointe. Le pouls continue à être plus plein et plus fort.

Teinture de strophantus, XV gouttes.

Le 15. — Urines, 1,050 grammes. L'enfant ne se plaint plus du point de côté ; le sommeil est parfaitement calme et interrompu. La malade peut courir sans éprouver la moindre dyspnée; elle mange avec appétit et se trouve plus gaie.

Teinture de strophantus, même dose.

Le 17. — Le cœur ayant le rythme et la force contractile nécessaires, de même que le pouls; d'autre part, l'enfant n'éprouvant plus le moindre symptôme subjectif, on suspend l'emploi du strophantus, et on prescrit l'iodure de fer additionné de teinture d'iode.

Obs. V. — Vicente, Italien, âgé de 13 ans, m'est présenté à la Polyclinique, le 5 juin 1889. Ce garçon est le plus âgé de cinq enfants. Son père, syphilitique, a été atteint, en 1881, de rhumatisme.

Pendant la gestation de cet enfant, sa mère fut également atteinte de rhumatisme articulaire, affection qui la força à garder le lit durant plusieurs mois.

Pas de rougeole, de scarlatine, ni de coqueluche. La maladie qui détermina sa présentation à la clinique débuta, il y a un an, par des crises syncopales survenant fréquemment, mais de courte durée. D'abord, ces crises se manifestaient plusieurs fois par mois, mais, dans ces derniers temps, elles devenaient de plus en plus fréquentes, au point de revenir journellement et parfois même deux fois par jour.

L'enfant est pâle; il marche lentement, car il devient fort essoufflé dès qu'il essaye de hâter un peu le pas, il dort mal, se réveille fréquemment en sursaut; il a perdu l'appétit; enfin la quantité d'urine journalière a baissé considérablement, en effet, la quantité d'urine rendue dans les vingt-quatre heures n'excédait presque jamais 600 grammes, en moyenne.

Le malade n'accuse aucune sensation de douleur dans les jointures, qui ne sont ni rouges ni tuméfiées.

La pointe du cœur bat au niveau du cinquième espace intercostal gauche; la percussion permet de constater un certain degré d'hypertrophie du ventricule droit. On perçoit un bruit de souffle assez peu intense, systolique, vers la pointe, et se propageant vers l'aisselle gauche.

Les battements de cœur sont très irréguliers ; on constate des intermittences répétées de ces battements; les contractions du muscle cardiaque sont très faibles. Le pouls est presque misérable, très irrégulier, intermittent. Le foie n'est pas augmenté de volume. Les urines ne contiennent pas d'albumine. Constipation habituelle.

Teinture anglaise de strophantus, X gouttes en trois doses.

Le 6 juin. — Le cœur a repris quelque peu d'énergie; les intermittences des battements sont moins accusées. Le pouls se régularise; l'oligurie persiste.

Teinture anglaise de strophantus, XII gouttes en trois doses.

Le 7. — Augmentation de l'excrétion urinaire, 800 grammes. L'impulsion cardiaque est plus forte; les battements sont plus réguliers, les intermittences plus espacées. La tension artérielle est manifestement accrue, le sommeil est plus calme; les syncopes ont disparu.

Teinture de strophantus, XIV gouttes en trois doses.

Le 8. — L'enfant est bien moins essoufflé; il commence à marcher plus vite; la tonicité du cœur, aussi bien que le rythme de ses battements, sont sensiblement améliorés. Le pouls se maintient également plus régulier, et l'excrétion urinaire continue à augmenter, 900 grammes.

Teinture de strophantus à la même dose.

Le 10. — L'enfant déclare qu'il ne ressent plus rien ; il peut, d'ailleurs, marcher sans le moindre essoufflement et n'a plus de syncope. Enfin, il dort parfaitement calme durant toute la nuit.

L'énergie du cœur s'accuse plus forte, de jour en jour; les intermittences des battements cardiaques sont de plus en plus espacées. Le pouls est plus plein. Urines, 1000 grammes dans les vingt-quatre heures.

Teinture de strophantus, XV gouttes.

Le 11. — L'amélioration continue. On suspend le traitement.

Le 13. — Urines, 1,500 grammes.

Teinture de strophantus, XV gouttes, en trois doses.

Le 14 juin. — L'enfant marche et court sans la moindre gêne ni le moindre essoufflement. La quantité d'urine rendue continue d'augmenter. Le cœur se contracte avec beaucoup plus d'énergie et sans intermittences de ses battements ; il subsiste toutefois une légère arythmie de ceux-ci.

Le pouls reste plus plein, et également, plus régulier.

Le traitement est alors suspendu.

Du 15 au 18 juin, j'observe journellement l'enfant, et je puis constater la persistance des résultats que j'ai signalés plus haut.

La quantité d'urine varie de 1,400 à 1,500 grammes; quant à l'enfant, il ne se plaint de rien.

C'est alors que nous le soumettons à l'emploi de l'iodure de fer additionné de teinture d'iode.

Signalons, en terminant, la tolérance parfaite pour le strophantus, dans ce cas.

Obs. VI. — Primitiva, 15 ans, soignée dans mon service, à la Polyclinique, en juin 1888. Un an avant son admission, elle avait été atteinte d'accidents rhumatismaux intéressant les articulations du poignet, du coude et des genoux. Ces manifestations, qui durèrent environ quatre mois, s'accompagnaient de fièvre, parfois assez intense.

Depuis cette époque, notre jeune malade se plaint presque continuellement d'un point douloureux au niveau du mamelon gauche, d'angoisse précordiale, accidents qui empêchent presque toujours le sommeil calme et durable. La jeune fille en question éprouve, en outre, de l'oppression et de l'essoufflement dès quelle est obligée de courir ou même simplement de marcher vite.

A l'auscultation, on constate l'irrégularité des contractions du cœur avec des intercadences parfaites; on trouve des systoles incomplètes. A la pointe du cœur, on perçoit un léger bruit de souffle systolique qui masque notablement le deuxième bruit physiologique. Pouls petit et très irrégulier. Urines, 250 grammes en vingt-quatre heures.

On commença immédiatement, chez cette malade, l'emploi exclusif de la teinture anglaise de strophantus à la dose de XVIII gouttes en trois doses dans les vingt-quatre heures.

Le lendemain de la première administration du médicament, je pus déjà observer une sensible amélioration; les contractions du cœur étaient plus régulièrement rythmées, les intercadences moins accusées et plus espacées; enfin, le bruit systolique, à la pointe, était devenu plus net et se propageait du côté de l'aisselle. Le pouls était aussi plus régulier et la quantité d'urine excrétée avait atteint 650 grammes.

La nuit précédente, le sommeil n'avait plus été interrompu par l'oppression et l'angoisse précordiale; en outre, la dyspnée, pendant la marche, était devenue presque nulle. En un mot, une seule dose de XVII gouttes de teinture de strophantus avait suffi à régler le rythme cardiaque, à régler la diurèse et à atténuer considérablement les phénomènes subjectifs provenant de la lésion mitrale.

Obs. VII. — Elisa, 7 ans, née à Rio, m'est présentée à la Polyclinique le 15 mai 1889.

Elle est la deuxième de cinq enfants. Mère tuberculeuse; le père, également tuberculeux, a déjà eu des hémoptysies. Allaitement maternel exclusif; faible dès sa naissance. Dès le premier âge, troubles gastro-intestinaux assez fréquents.

Rougeole à trois ans. Otorrhées répétées à dater des premiers mois de sa vie; éruptions cutanées à plusieurs reprises. Coqueluche tout dernièrement.

Il y a quinze jours, l'enfant commença à tousser; la toux était suivie d'expectoration teinte de sang; il lui est même arrivé de cracher du sang plus ou moins coagulé. La mère constate, tous les matins, la présence de taches de sang sur l'oreiller de son enfant.

Cette dernière, maigre et pâle, devient essoufflée au moindre exercice. On trouve d'ailleurs une adénopathie généralisée, mais plus accusée à la région cervicale. Rachitisme crânien, thoracique et des os longs. Amygdales sclérosées et volumineuses. Lobule du nez violacé. Dents érodées.

Submatité dans la fosse sus-épineuse des deux côtés; râles ronflants et râles sibilants disséminés dans les deux poumons, mais plus nombreux à gauche.

Notable arythmie cardiaque; impulsion assez faible; intermittences fréquentes des battements de l'organe, qui ne présente pas d'hypertrophie. Pas de bruit de souffle appréciable. Pouls petit et irrégulier.

Foie et rate non augmentés de volume. Léger œdème des membres inférieurs. Nous n'avons pu obtenir d'urine, malgré notre désir d'en faire l'analyse.

Teinture anglaise de strophantus, XII gouttes en trois doses.

Le 16 mai. — La toux est moins fréquente et moins pénible; l'hémoptysie fort réduite. La quantité d'urine augmente sensiblement, quoiqu'il ait été impossible de recueillir la totalité de l'urine rendue dans les vingt-quatre heures et, partant, de l'évaluer d'une façon exacte.

En examinant une certaine quantité d'urine du matin, on trouve des traces d'albumine. Cependant, l'impulsion cardiaque gagne en énergie; on ne trouve plus d'intermittences dans les battements; l'arythmie s'est singulièrement amendée et tend à disparaître complètement. Pouls plus plein, plus fort, plus régulier. La dyspnée est maintenant insignifiante; le sommeil a été plus calme la nuit dernière.

On répète le strophantus à la même dose. L'amélioration continue, par la suite, au point que les parents, jugeant leur enfant en voie de guérison prochaine, finissent par ne plus la ramener dans mon service.

Obs. VIII. — Olza, 3 ans, née à Rio, amenée dans le service de M. le professeur Moncorvo le 16 janvier 1889.

Cette enfant est rachitique, mal développée, présente des stigmates cutanés d'hérédo-syphilis. Odontopathie; adénopathies; rhinite; kératite parenchymateuse; sclérose amygdalienne.

Mère syphilitique; a eu quatre enfants et deux avortements.

Il y a un an, l'enfant fut prise de convulsions limitées au côté droit du corps, avec perte de la sensibilité, et suivies d'aphasie, pendant vingt jours environ, sans paralysie. Dès lors, elle est prise de vertiges qui surviennent presque tous les jours, et parfois même plusieurs fois dans la même journée. Souffle systolique doux à la pointe du cœur, et dont le maximum d'intensité se trouve à la base de l'appendice xyphoïde. Impulsion cardiaque affaiblie; notable arythmie du cœur.

On prescrit la teinture anglaise de strophantus à la dose de VI gouttes en trois doses.

L'enfant n'est ramenée dans mon service que le 8 février, et sa mère me déclare que, pendant tout le temps de son absence, les vertiges n'ont point reparu. Cependant, l'enfant en est atteinte au moment de notre examen. A l'auscultation, pourtant, on remarque que les contractions du cœur sont bien mieux et plus régulièrement rythmées.

Teinture de strophantus, VIII gouttes en trois doses.

Le 9 février. — Augmentation de la force et de l'énergie de l'impulsion cardiaque; le rythme des battements est assez régulier. Augmentation de la quantité d'urines.

Ce résultat resta sans changement pendant longtemps, car j'ai revu cette enfant deux mois plus tard, et j'ai pu constater que les battements du cœur avaient gagné considérablement en énergie, et que, d'autre part, ils étaient bien rythmés, et je dois ajouter que les vertiges ne sont plus réapparus.

Dans quelques cas d'asthme, la teinture de strophantus agit suffisamment sur la fibre affaiblie du muscle cardiaque, en réglant le rythme des battements ; mais elle m'a toujours paru n'avoir aucune influence sur les symptômes asthmatiques.

Certes, le strophantus a été un puissant adjuvant dans la thérapeutique dirigée contre la névrose et notamment chez les enfants épuisés par des maladies dystrophiques, et chez lesquels la tonicité musculaire du cœur est incapable de lutter suffisamment contre tout obstacle s'opposant à la libre circulation cardio-pulmonaire. Les deux faits suivants sont la confirmation de ce que nous avançons.

Obs. IX. — Amélia, 4 ans et demi, née à Rio, me fut amenée dans mon service à la Polyclinique, le 26 mai 1889.

Père syphilitique, grand'mère maternelle asthmatique ; d'ailleurs, l'enfant elle-même porte des traces non équivoques de l'hérédo-syphilis (papules sur la peau, cicatrices pigmentées; coloration jambonnée sur les fesses et sur les cuisses, hypertrophie des ganglions préépitrochléens, dents érodées, amygdales sclérosées).

On avait amené cette enfant pour être soignée d'accidents palustres compliquant des crises d'asthme dont elle était affectée dès le quatorzième mois de la vie.

Les vomitifs (ipéca), la teinture de lobélie, l'acide benzoïque, la terpine furent successivement employés, en même temps que la quinine. Après amendement de la crise d'asthme, dont elle était atteinte lors de son admission, on soumit cette fillette à l'usage de l'iodothérapie.

Le 10 avril, c'est-à-dire quinze jours après le début du traitement, une nouvelle crise se manifeste; mais en outre, on constate l'affaiblissement des contractions du cœur, dont les bruits sont étouffés. Le pouls est petit et irrégulier.

Teinture anglaise de strophantus, VIII gouttes dans une potion. Cette potion fut renouvelée à plusieurs reprises, et, bien que l'accès d'asthme ne fût pas sensiblement modifié par le médicament, on put constater que la force et le rythme cardiaques avaient subi un notable changement. L'impulsion du cœur devint bien plus énergique et les bruits beaucoup plus clairs. Enfin, la quantité d'urine augmenta en même temps que le pouls devenait également plus plein et plus fort.

Cette fois encore, la tolérance du strophantus fut parfaite.

Obs. X. — Ersilia, 9 mois, née à Rio, est admise au service de M. le docteur Moncorvo, à la Polyclinique de Rio de Janeiro, le 18 mai 1889.

Première-née. Allaitement maternel exclusif dès le début. Pas de rougeole, pas de coqueluche ; elle commence à faire ses dents. Pas de troubles gastro-intestinaux. Il y a un mois, bronchite intense, fébrile. Ces accidents bronchitiques se maintiennent jusqu'à présent avec des alternatives d'amélioration et d'aggravation.

Au moment de son admission, l'enfant est tellement essoufflé qu'on la croirait atteinte d'une grave affection des voies respiratoires. Respiration à 88. Les battements du cœur sont incomptables ; embryocardie. Cependant, à l'auscultation, à peine aperçoit-on quelques râles ronflants épars.

Le ventre est ballonné; il y a des vomituritions. Les selles sont normales. Le foie et la rate ne sont pas augmentés de volume. Etat saburral. T. R. 38°5.

Pendant toute la nuit précédente, l'enfant avait été très souffrante, en proie à des crises de suffocation. D'après sa mère, elle avait eu précédemment des crises nocturnes de collapsus avec élévation de la température du tronc et notable abaissement de celle des extrémités. Oligurie. L'état de l'enfant est tellement alarmant qu'on croirait à l'imminence d'une terminaison fatale à bref délai.

On pratique une injection hypodermique de 50 centigrammes de chlorhydrate de quinine et on prescrit la teinture anglaise de strophantus, VIII gouttes en trois doses.

Le 20 mai. — T. R. 37°2. Contractions cardiaques plus énergiques et mieux rythmées. Depuis hier matin, sensible amélioration du côté de la respiration, au point que l'enfant a eu, la nuit dernière, un sommeil parfaitement calme. 126 battements du cœur. 60 mouvements respiratoires par minute. Absence de râles pulmonaires. L'enfant présente une bien meilleure mine et paraît plus animée.

On répète l'administration du strophantus.

Le 21 mai. — Pas de fièvre. Sommeil calme la nuit dernière. Selles normales. Augmentation notable de la quantité d'urine. C. 120 ; impulsion forte et régulière ; respiration libre, 50 mouvemements par minute. Quelques râles ronflants assez peu nombreux.

Teinture anglaise de strophantus, VIII gouttes en trois doses.

Le 22 mai. — Le cœur bat régulièrement ; 110 battements à la minute. R. 40. Pas de fièvre. Pas de râles dans la poitrine. La quantité d'urine excrétée est plus abondante.

L'enfant est parfaitement calme.

Teinture de strophantus, VIII gouttes.

Le 23. — Les fonctions cardiaques et les fonctions respiratoires sont complètement physiologiques. Les fonctions urinaires sont toujours abondantes, la température normale.

On suspend toute médication.

Le 25. — Accès de fièvre datant d'hier soir. Dyspnée. Toutefois, le cœur ne présente aucun changement appréciable.

L'enfant urine abondamment. Pas de toux; submatité dans les régions sus et sous-épineuses droites.

80 mouvements respiratoires. Ventre légèrement ballonné. Pas d'augmentation du volume du foie ni de celui de la rate. Etat saburral; pas de diarrhée. T. R. 38°4.

Injection hypodermique de 0 gr. 50 centigr. de chlorhydrate de quinine. Badigeonnages avec teinture d'iode sur la région thoracique, où on constate de la submatité.

Le 26. — T. R. 37°. Plus de fièvre ni de dyspnée. Nuit bonne et calme. Sonorité thoracique normale. Etat normal du cœur et de son fonctionnement.

Potion avec chlorhydrate de quinine, 1 gramme.

Le 27. — L'amélioration se maintient; on donne de nouveau la potion au chlorhydrate de quinine.

Le 31. — La mère, négligente, laissa l'enfant sans traitement pendant ces deux derniers jours et, hier, on assista à l'explosion d'un nouvel accès de fièvre accompagné d'agitation. Néanmoins, on ne constate plus, cette fois, la même altération du côté du cœur et des poumons.

On revient à l'adiministration de la quinine, à laquelle on associe l'antipyrine.

Obs. XI. — Minervina, 5 ans, née à Rio-Janeiro, présentée pour la première fois à la Polyclinique le 9 avril 1889.

Cette fillette est prise de crises d'asthme presque toutes les semaines, depuis le onzième mois après sa naissance; on l'amène précisément au moment d'une de ces crises.

L'aspect extérieur est le suivant : L'enfant est pâle, rachitique (chapelet chondro-costal, nodosités épiphysaires; dépression de l'ogive palatine); les dents sont érodées; les amygdales hypertrophiées. Dyspnée; angoisse respiratoire; toux; respiration sifflante. L'auscultation révèle la présence d'une nuée de râles sibilants disséminés dans les deux poumons. Pas de fièvre.

La teinture de lobélia inflata et les inhalations de pyridine amènent l'atténuation de la crise asthmatique.

Le 22 avril. — Une nouvelle crise se déclare. Nous avons de nouveau recours à la lobélia et à la pyridine, que nous avons remplacées par la suite par l'iodure de sodium.

Le 25. — Sensible amélioration; mais, le 30, on nous présente l'enfant en proie à une crise d'asthme assez accusée. On entend, en effet, des râles sibilants en grand nombre; la respiration est très pénible, la face est convulsée; le cœur a des impulsions affaiblies et irrégulières; les bruits sont étouffés. Le pouls est fréquent, petit et irrégulier. T. A. 38°.

Chlorhydrate de quinine, 0 gr. 50 centigr. Teinture de strophantus, X gouttes.

Le 1er mai. — Amélioration sensible la nuit dernière; cependant la respiration est encore fréquente et anxieuse; on trouve encore, en effet, dans les deux côtés du thorax, une infinie quantité de râles sibilants. Néanmoins, les battements du cœur sont beaucoup plus énergiques. Diurèse stationnaire. Apyrexie.

Teinture de strophantus, XII gouttes.

Le 2. — L'accès d'asthme n'a subi aucune modification depuis hier. T. A. 37°6.

Antipyrine, 1 gramme en deux doses. Chlorhydrate de quinine.

Le 3. — Amélioration manifeste; la fièvre a quitté l'enfant depuis hier soir. La toux est nulle, la respiration beaucoup plus libre; les râles sibilants ont diminué beaucoup d'abondance.

Chlorhydrate de quinine; iodothérapie.

Après quelques accidents paludéens aigus, corrigés par un traitement approprié, l'enfant fut de nouveau soumise à l'iodothérapie; on n'eut plus, d'ailleurs, à constater chez elle de nouvelles crises asthmatiques. La famille la conduisit à la campagne.

Les propriétés diurétiques du strophantus ont aussi été utilisées avec beaucoup de profit dans certains cas de néphrite parenchymateuse avec ou sans lésions cardiaques; l'infiltration disparaît, en effet, à la suite de l'administration du médicament; l'énergie cardiaque se réveille en même temps que le rythme des battements se régularise.

Nous allons consigner en détail trois observations dans ce genre d'idées.

Obs. XII. — Marie, 9 ans, Portugaise, admise dans le service de M. le docteur Moncorvo le 14 février 1889.

Coqueluche à 2 ans; rougeole à 3 ans. Dès les premiers mois de sa vie, elle fut en butte à des accès d'oppression qui amenaient une prompte fatigue.

Depuis quelques jours, cette enfant présente de l'œdème de la face et des extrémités. La quantité d'urine rendue est au-dessous de la normale.

A l'auscultation, bruit de souffle systolique à la pointe, et la percussion révèle l'existence d'hypertrophie du ventricule droit. Pouls petit, irrégulier.

L'enfant est pâle et porte des tares d'hérédo-syphilis telles que l'adénopathie, odontopathie, sclérose amygdalienne, etc. Pas d'antécédents rhumatismaux. Le foie est engorgé et douloureux.

1° Eau-de-vie allemande, 15 grammes; — 2° teinture de strophantus, VIII gouttes.

Le 20 février. — Disparition complète de l'œdème à la suite de l'administration de l'eau-de-vie allemande.

Les urines des dernières vingt-quatre heures ont atteint le chiffre de 1,000 grammes. Les contractions du cœur sont beaucoup plus énergiques et présentent plus de régularité. Pouls à 90, encore petit, mais plus régulier. Pas d'albumine dans les urines.

Teinture de strophantus, VIII gouttes en trois doses.

Le 21. — Plus rien de l'œdème. Urines, 1,000 grammes; l'activité du cœur augmente. Pouls à 90, plus plein.

Teinture de strophantus, X gouttes.

Le 25. — Urines des vingt-quatre dernières heures, 1,000 grammes.

Tolérance parfaite pour le strophantus.

Obs. XIII. — Benjamin, 11 mois, né à Rio, amené à la Polyclinique, service de M. le docteur Moncorvo, le 15 février 1889.

A l'âge de six mois, éruption pustuleuse et quelques gommes, dont la dernière sur la région mentonnière. Rhinite ancienne. Lobule du nez violacé. Alopécie. Adénopathie. A peine deux incisives médianes inférieures. Sclérose amygdalienne. L'enfant n'esquisse même pas ses premiers pas.

Soumis, il y a quelques semaines, à l'usage du lait de vache, l'enfant fut pris d'une diarrhée assez abondante qui céda à un traitement approprié; mais, peu à peu, le tronc et les membres furent successivement envahis par un œdème qui est actuellement considérable, surtout dans le voisinage des extrémités, qui sont refroidies. Le cœur est assez affaibli; les bruits de ses battements sont étouffés. Urines rares. Langue saburrale. Actuellement, selles normales.

Teinture anglaise de strophantus, VIII gouttes dans une potion à prendre en trois doses. Mais, le médicament ayant été préparé dans une pharmacie qui était loin de mériter toute confiance, on fit refaire la potion chez un autre pharmacien qui avait préalablement essayé la teinture de Fraser, qu'il connaissait d'ailleurs.

Le 18 février. — Notable diminution de l'œdème; diurèse augmentée. Il est impossible de recueillir la totalité de l'urine excrétée pour en déterminer la quantité.

La température du corps reste parfaitement uniforme. L'impulsion cardiaque est beaucoup plus énergique.

On répète la teinture de strophantus à la même dose.

Le 20. — La quantité d'urine est très augmentée. Température 140. Il convient de remarquer que, pendant l'examen, l'enfant pleurait fort et se débattait très violemment. D'ailleurs, il n'y a presque plus trace d'œdème; la respiration est tout à fait normale; le sommeil tranquille et l'appétit bon.

Potion avec VI gouttes de teinture anglaise de strophantus à prendre dans les vingt-quatre heures.

Le 22. — L'enfant s'agite tellement qu'il devient impossible de se rendre compte des conditions de l'organe cardiaque par rapport à la fréquence des battements, à l'intensité de leurs bruits, etc. L'infiltration a presque disparu. Un peu de toux. T. R. 38°9. Quatre à cinq selles diarrhéiques dans la journée. Ces accidents, de nature palustre, nécessitèrent l'emploi de la quinine, qui en triompha bientôt. Quelques jours plus tard, l'enfant ne portait plus la moindre trace d'œdème et urinait abondamment, au dire de la mère.

Malgré toutes les tentatives faites dans le but d'analyser l'urine, nous n'avons pu y réussir, l'enfant ne se prêtant absolument pas à uriner dans le récipient qu'on avait destiné à recueillir ce liquide.

Obs. XIV. — Manuel, 11 ans, né à Rio-Janeiro, a été présenté dans le service du docteur Moncorvo, à la Polyclinique, le 2 avril 1889.

La mère nous déclare que, l'enfant étant allé habiter dans un quartier très humide, où il habite encore, d'ailleurs, fut frappé, quelques jours après, d'infiltration à la face et aux membres. Il y avait de l'albumine dans les urines. L'impulsion cardiaque était affaiblie, de sorte que les bruits du cœur étaient peu distincts. Le pouls était petit et irrégulier. Oligurie.

A la suite de l'usage de la teinture de strophantus à la dose journalière de X gouttes on vit l'infiltration disparaître entièrement au bout de quelques jours, en même temps que le cœur reprenait son énergie contractile. On pouvait alors entendre un bruit de souffle systolique doux, avec son maximum d'intensité à la pointe.

Le pouls devint de plus en plus régulier, et le taux de l'urine rendue dans les vingt-quatre heures augmenta sensiblement. Néanmoins, lors du dernier examen, on constatait encore des traces d'albumine.

Conclusions. — De tout ce que nous venons de dire, nous croyons pouvoir tirer les conclusions suivantes :

I. Le strophantus, à titre de cardiaque et de diurétique, est sans contredit une précieuse acquisition pour la thérapeutique infantile, tant par son énergie et sa promptitude d'action que par sa parfaite innocuité chez les enfants, même chez ceux du premier âge.

II. Dans les cas de lesions mitrales ou tricuspidiennes avec hyposystolie et oligurie, le strophantus administré sous forme de teinture alcoolique (Fraser) amena le rétablissement de la tonicité du cœur, la régularisation du rythme de ses battements, ainsi que l'amplitude et la force du pouls. Enfin il agit, presque sans exception, comme puissant diurétique.

III. Dans les cas d'affections pulmonaires ou broncho-pulmonaires de l'enfance, compliquées si fréquemment d'insuffisance cardiaque, le strophantus est également appelé à rendre d'excellents services, à titre de tonique du cœur. Ce fait a été démontré dans des cas d'asthme chez des enfants de 9 à 11 ans.

IV. L'action thérapeutique du strophantus ne semble pas être transitoire, car chez un certain nombre de petits malades, les heureux résultats de son emploi persistèrent bien longtemps après la cessation du traitement.

V. Jamais je n'ai été à même, jusqu'à ce jour, de constater aucune influence bien démontrée du strophantus, soit sur le système nerveux central, soit sur la température.

VI. Chez tous les malades qui ont fait l'objet de ce travail, le médicament a été employé sous forme de teinture alcoolique au vingtième, et la dose varia, d'après les cas et l'age des malades, entre IV et XVIII gouttes dans les vingt-quatre heures.

Paris. — Imprimerie ALCAN-LÉVY, 24, rue Chauchat.

www.ingramcontent.com/pod-product-compliance
Ingram Content Group UK Ltd.
Pitfield, Milton Keynes, MK11 3LW, UK
UKHW021021220726
13924UKWH00001B/112

9 782019 298043

Qui peut le plus peut le moins. On admettra facilement qu'une névralgie sciatique, qu'une congestion du foie, qu'une dyspepsie, qu'une anémie non symptomatique, etc., disparaîtront sous l'influence énergique de l'hydrothérapie pratiquée en hiver.

Nous ne devons pas terminer ce travail sans appeler l'attention des praticiens sur les dangers de cette médication lorsqu'elle est mal faite, chez soi, loin de tout contrôle, de toute direction médicale, et avec des instruments insuffisants.

Une seule douche mal prise et non suivie de réaction, peut déterminer une congestion profonde vers un organe déjà hyperémié, et devenir la cause directe des lésions les plus funestes.

CONCLUSION.

Il résulte de cet exposé rapide, que l'hydrothérapie rationnelle, scientifique peut être appliquée avec avantage en hiver, dans un grand nombre de maladies. C'est pendant cette saison rigoureuse que l'on aura souvent raison d'affections interminables, rebelles non-seulement aux médications diverses, habituellement employées pour les combattre, mais qu'on obtiendra des guérisons définitives que l'hydrothérapie elle-même, administrée pendant l'été, avait été impuissante à fournir.

L'horreur de l'eau froide ressentie par certains sujets qui n'ont jamais pris une seule douche, est une crainte chimérique. D'ailleurs, l'hydrothérapie n'est pas une médication constituée par l'application de l'eau froide seule, mais de l'eau à des températures diverses. Un de nos distingués confrères en hydrothérapie, M. le docteur Delmas (de Bordeaux), a le premier en France, croyons-nous, fait ressortir depuis longtemps tous les avantages que l'on peut retirer des douches chaudes dans le traitement des maladies. Il a montré dans une série d'observations médicales très-bien faites, que des maladies rebelles à l'action de l'eau froide, guérissaient par des applications d'eau chaude.

Comme on le voit, l'hydrothérapie, elle aussi, est *ondoyante* et *diverse*. Elle doit se façonner, se modifier, selon les malades, et l'infinie variété des maux dont ils sont atteints.

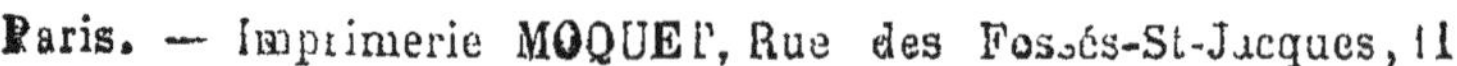

Paris. — Imprimerie MOQUET, Rue des Fossés-St-Jacques, 11

OUVRAGES DU MÊME AUTEUR.

Guide médical et hygiénique des familles, un vol. in-12, édition compacte, de 650 pages.

Larrey, chirurgien en chef de la grande armée, 1 vol. in-12.

Priessnitz. (Inventeur de l'hydrothérapie), Notice historique, br. in-8.

(**Récamier**), notice historique sur sa vie et ses travaux, br. in 8.

(**Réveillé Parise**) notice historique sur sa vie et ses travaux, br. in-8.

(**Robert**), notice historique sur sa vie et ses travaux, br. in-8.

(**Roux**) notice historique sur sa vie et ses travaux, br. in-8.

(**Scarpa**), notice historique sur sa vie et ses travaux, br. in 8.

(**Sérullas**), notice historique sur sa vie et ses travaux, br. in-8.

(**Sœmmering**), notice historique sur sa vie et ses travaux, br. in-8.

(**Sprengel**), notice historique sur sa vie et ses travaux, br. in-8

(**Thion de la Chaume**) notice historique sur sa vie et ses travaux, br. in 8.

(**Tomassini**), notice historique sur sa vie et ses travaux. br. in-8.

Des indications et des contre-indications de l'hydrothérapie, mémoire couronné par la **SOCIÉTÉ DE MÉDECINE D'AMIENS** (*médaille d'or*) in-8 de 112 pages Paris, 1875, chez Baillière et fils.

Différents articles de médecine publiés dans les journaux politiques et scientifiques, sur la météorologie, le suicide et la folie suicide, le sommeil, la longévité humaine, etc.

Paris. — Imprimerie Moquet, rue des Fossés-Saint-Jacques, 11.

www.ingramcontent.com/pod-product-compliance
Ingram Content Group UK Ltd.
Pitfield, Milton Keynes, MK11 3LW, UK
UKHW021021220726
13924UKWH00001B/113